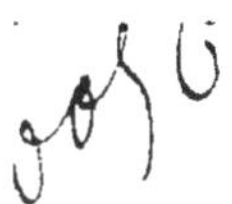

DU CAFÉ,

DE

SON ACTION SUR L'HOMME

A L'ÉTAT DE SANTÉ ET A L'ÉTAT DE MALADIE,

PAR

LE DR TRIFET,

LAURÉAT DE LA FACULTÉ DE MÉDECINE DE PARIS,
ANCIEN INTERNE EN MÉDECINE ET EN CHIRURGIE DES HOPITAUX
ET HOSPICES CIVILS DE LA MÊME VILLE,
MEMBRE DE L'ÉCOLE PRATIQUE, ETC.

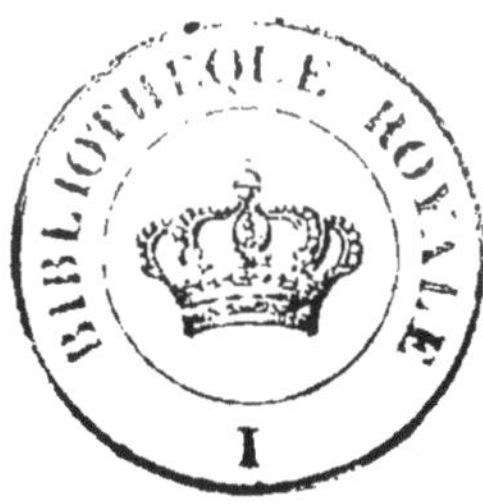

PRIX : 1 FRANC.

PARIS.

MOQUET, LIBRAIRE – ÉDITEUR,

COUR DE ROHAN, 3, PASSAGE DU COMMERCE;

ET CHEZ L'AUTEUR, RUE HAUTEVILLE, 18 BIS.

1846.

HISTOIRE

ET

PHYSIOLOGIE DU CAFÉ.

DE SON ACTION SUR L'HOMME,

A L'ÉTAT DE SANTÉ ET A L'ÉTAT DE MALADIE,

PAR

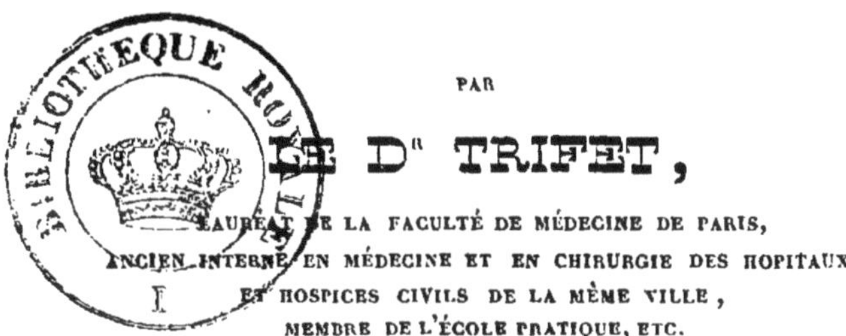

LE DR TRIFET,

LAURÉAT DE LA FACULTÉ DE MÉDECINE DE PARIS,
ANCIEN INTERNE EN MÉDECINE ET EN CHIRURGIE DES HOPITAUX
ET HOSPICES CIVILS DE LA MÊME VILLE,
MEMBRE DE L'ÉCOLE PRATIQUE, ETC.

Prix : 1 franc.

PARIS,

MOQUET, LIBRAIRE-ÉDITEUR,

COUR DE ROAN, 3, PASSAGE DU COMMERCE;

ET CHEZ L'AUTEUR, RUE HAUTEVILLE, 18 BIS.

1846

IMPRIMERIE D'EDOUARD BAUTRUCHE,

rue de la Harpe, 90.

HISTOIRE

ET

PHYSIOLOGIE DU CAFÉ.

I.

HISTOIRE ET DÉCOUVERTE DU CAFÉ.

On désigne sous ce nom les graines du caféier, *coffea arabica*, arbrisseau de la famille naturelle des rubiacées. Cet arbrisseau, toujours vert, peut atteindre la hauteur de six à sept mètres ; sa forme est pyramidale, ses rameaux opposés ; ses feuilles presque sessiles, opposées, vertes et luisantes, ovales, entières et légèrement onduleuses sur les bords, ressemblent assez à celles du laurier commun ; ses fleurs, d'un blanc jaunâtre, exhalent une odeur suave. Son fruit est une baie rouge qui a l'apparence d'une cerise, et qui, par cette raison, porte dans les Antilles le nom de *cerise du café;* il renferme dans deux cavités ou loges tapissées par une membrane coriace et cartilagineuse, deux graines aplaties, d'un vert pâle ou jaunâtre, marquées d'un sillon longitudinal à leur côté interne, convexe de l'autre côté. Ces graines, débarrassées de la pulpe mucilagineuse contenue dans la coque extérieure qui les enveloppe, sont versées dans le commerce et portent le nom de *café* (1).

Le caféier croît, sans culture, dans les vastes campagnes de l'Yemen ou Arabie heureuse. Dans le principe, après en avoir cueilli et préparé le fruit, on l'apportait des montagnes du pays à Moka, à Louhaïa et dans les autres ports qui bordent la côte de la mer Rouge, d'où on le chargeait sur de petites barques pour Gedda ou Zeyden (port de mer de l'Arabie Pétrée, dans l'état du chérif de la Mecque); là, on l'embarquait sur des vaisseaux et sur des galères pour Suez, éloigné du Caire d'environ dix myriamètres, où l'on en transportait, sur des chameaux, des quantités prodigieuses. En outre, les caravanes, qui retournaient de Médine avec les pélerins du prophète,

---

(1) On appelle *café en coque,* le fruit entier et desséché; et *café monde,* ou *grain de café,* la semence dépouillée de son enveloppe propre et commune.

en apportaient par terre une très-grande quantité qui se partageait entre Suez, Damas et Alep. Cela n'empêchait pas les Arabes d'en transporter aussi beaucoup à la Mecque, pour l'espèce de foire qui s'y tient tous les ans à la Pâque des Mahométans ; et là, toutes les grandes caravanes, qui s'y trouvaient alors, en chargeaient à leur retour, chacune pour son pays.

Les Turcs, qui font aujourd'hui un si grand usage de café, n'en ont eu que beaucoup plus tard, vers l'an 1517, lorsque Sultam Selim subjugua l'Egypte. Nous verrons, tout-à-l'heure, qu'il s'est encore écoulé un siècle et demi avant son introduction en France.

Ce sont les Orientaux qui nous ont transmis l'usage de cette boisson ; et, si l'on en croit le récit fabuleux transmis jusqu'à nos jours, c'est aux moines d'Arabie qu'appartiendrait sa découverte. Voici ce que l'on raconte à ce sujet :

Un pâtre, chargé de la garde d'un troupeau de chèvres appartenant à un monastère, s'aperçut que ces animaux sautaient et gambadaient beaucoup plus qu'à l'ordinaire et que leur agitation se prolongeait toute la nuit. Inquiet, il en avertit les moines, se plaignant qu'un sort avait été jeté sur son troupeau. Le prieur, homme de bon sens, jugea que le pâturage avait pu causer cet effet, et, pour éclaircir ses doutes, il se transporta sur les lieux. Il remarqua que le champ dans lequel on avait fait paître les chèvres, était rempli d'arbrisseaux couverts de fruits qu'il ne connaissait pas, et dont les animaux avaient pu manger, puisque le sol en était jonché. Il en ramassa, les emporta au monastère, en fit bouillir dans l'eau, puis y goûta. Après en avoir bu, il s'aperçut que cette boisson le tenait éveillé ; ce qui lui donna l'idée d'en faire prendre aux moines pour les empêcher de dormir pendant les offices de la nuit. Les suites répondirent à son attente, et, bientôt après, on s'aperçut que cette boisson égayait l'esprit et dissipait les pesanteurs d'estomac. Ceux même qui n'avaient pas besoin de se tenir éveillés l'adoptèrent. Des bords de la mer Rouge cet usage passa à la Mecque, à Médine et, par les pélerins, dans tous les pays Mahométans.

Dans plusieurs villes de ces contrées, on imagina d'établir des salles publiques, où se distribuait le café. En Perse, ces maisons devinrent, comme chez nous, un asile honnête pour les gens oisifs et un lieu de délassement pour les hommes occupés. A Constantinople, les choses ne se passèrent pas aussi paisiblement ; les cafés furent envahis avec fureur ; on les fit fermer, sur la sollicitation des officiers des mosquées, qui se plaignaient hautement de les voir remplis de monde tandis que les temples étaient vides, et

l'on ne permit l'usage de cette liqueur que dans l'in-
térieur des maisons. On ne tint point compte de cette
ordonnance. Au Caire, l'introduction du café rencon-
tra également des entraves. Il y fut introduit par des
Derviches de l'Yemen, qui prenaient du café dans leur
mosquée les nuits qu'ils voulaient prier plus longtemps. Un soir le gouverneur, en sortant de la
prière, aperçut, dans un coin du temple, une assem-
blée de preneurs de café, qui se disposaient à y passer la nuit. Leur gaieté lui fit croire que cette boisson
enivrait, ou du moins qu'elle favorisait la débauche.
Aussi il chassa ces prieurs de la mosquée, et défendit
de prendre du café. Malgré cette défense, l'usage de
cette boisson se propagea dans la ville ; aussi Adbal-
lah Ibrahim, cheik de la loi, prêcha hautement contre cette liqueur. Les têtes s'échauffèrent ; les partis
en vinrent aux mains ; on consulta les docteurs, et,
après les avoir entendus, on fit servir du café à tous
les assistants. Cette mesure rétablit la tranquillité.
Ainsi l'usage du café s'est perpétué dans l'Orient
malgré la violence des lois et l'austérité de la reli-
gion, qui s'étaient réunies pour le proscrire.

Les Turcs ont un intendant particulier, qu'ils
nomment kaveghi, c'est-à-dire officier de café, et
dans le sérail il y a plusieurs kaveghis ; chacun d'eux
préside à vingt ou trente battagis, qui sont des em-

ployés chargés de préparer la liqueur agréable. Tous les Turcs ont l'habitude d'en prendre plusieurs fois par jour ; dans toutes les bonnes maisons l'ibrik (espèce de coquemar en cuivre étamé) est ordinairement devant le feu, et ce serait une grande incivilité de ne pas présenter le café aux visiteurs (1). Les gens de qualité ont des pages qui vont prendre le café de la main de l'officier, et, au moindre signe du maître, qui ne leur parle jamais, ils le servent à la compagnie avec une adresse et une propreté étonnantes, en finissant par le maître du logis, excepté dans les audiences du grand vizir ; alors ce ministre le reçoit en même temps que les ambassadeurs. Lorsque le grand vizir ne leur fait point présenter le café, ce qui arrive fort rarement, c'est une marque d'aigreur ou de mécontentement, et comme le présage de quelque rupture.

Les Orientaux ne se servent point de cuillères, comme nous, parce qu'ils ne mettent point de sucre dans le café. Ils le prennent toujours extrêmement chaud et très-fort. Quelquefois ils y ajoutent une goutte d'essence d'ambre, quelques clous de girofle, ou un peu d'anis des Indes.

---

(1) Il y a quelques années, tout courrier ou homme de guerre avait également son petit sac de café et sa petite cafetière.

Le café, qui était cultivé en Ethiopie depuis le temps les plus reculés, n'a été importé en Europe que vers le milieu du XVIIe siècle. Le premier Européen qui en a fait mention est Prosper Alpin, fameux médecin de Padoue, qui suivit en Egypte un consul de la république de Venise. A son retour, en 1592, il publia un ouvrage sur les plantes de ce pays. Il dit avoir vu au Caire un caféier dans le jardin d'un Turc, nommé Aly Bey. C'est cet arbre, dit-il, qui produit ce fruit si commun en Egypte, et dont on fait parmi les Arabes et les Egyptiens une espèce de décoction, qui est fort en usage, et qu'ils boivent au lieu de vin.

En 1640, Veslingius, autre médecin italien, fit de nouvelles recherches sur le café. Il alla en Egypte et y chercha l'arbre dont parle Alpin, dans tous les jardins où il lui fut permis d'entrer ; il ne le trouva point ; cet arbre était probablement mort et n'avait point été remplacé ; car l'Egypte ne récoltait point de café, et celui-là y avait été élevé par pure curiosité. Veslingius raconte que lors de son séjour au Caire, il y avait deux ou trois mille maisons publiques, où l'on prenait du café ; que quelques-uns de ceux qui buvaient cette liqueur, commençaient à y mettre du sucre pour en corriger l'amertume. Il ajoute que l'usage du café n'était point seulement répandu en Egypte, mais dans tout l'empire turc.

Il est probable que ce sont les Vénitiens, à cause de leur commerce et par la proximité des états de la République avec la Turquie, qui en ont donné la première connaissance aux autres Européens.

Ce n'est qu'en 1669, que le café s'introduisit en France. Avant cette époque, on n'en avait point vu à Paris, et l'on n'en avait entendu parler que dans quelques relations de voyageurs. Mais cette année-là, célèbre dans notre histoire par l'ambassade solennelle de Soliman Aga, envoyé au roi par le sultan Mehemet IV, doit passer pour la véritable époque de la première introduction du café à Paris. Cet ambassadeur et les gens de sa suite y apportèrent beaucoup de café, et, pendant l'année qu'ils restèrent à Paris, en firent goûter à tant de personnes de la cour et de la ville, que bien des gens s'y accoutumèrent enfin, en y mettant du sucre.

Après le départ de l'ambassadeur, plusieurs personnes, pour qui l'usage du café était devenu une nécessité, trouvèrent moyen de s'en procurer, en le faisant venir de Marseille ou d'ailleurs. Bientôt ce goût devint plus général, et l'on établit des maisons publiques, à l'instar de celles de Constantinople, que l'on nomma cafés, et où l'on vendait cette liqueur toute préparée.

Un arménien, nommé Pascal, fut le premier qui s'avisa de débiter du café publiquement; il s'installa d'abord à la foire Saint-Germain, vers l'an 1672; ensuite, il s'établit sur le quai de l'École, où l'on voit encore une boutique au coin de la rue de la Monnaie. On ne voyait chez lui que quelques chevaliers de Malte et des étrangers; et, comme il ne vendait la tasse que *deux sols six deniers*, il ne put faire de brillantes affaires, et abandonna Paris pour aller chercher fortune à Londres.

Bientôt il eut plusieurs successeurs, au nombre desquels se trouvait un petit boiteux, nommé le Candiot, qui parcourait les rues de Paris, en criant : *Du café!* Ceux qui voulaient en prendre le faisaient monter chez eux, et il leur remplissait un gobelet de la maison ou un des siens, pour *deux sols*, y compris le sucre. Il était ceint d'une serviette fort propre; portait d'une main un réchaud fait exprès, sur lequel se trouvait une cafetière, de l'autre une espèce de fontaine remplie d'eau, et devant lui un éventaire de fer blanc contenant tous les objets nécessaires au café.

Enfin, un certain Etienne d'Alep construisit le premier, à Paris, une salle décorée avec des glaces et des tables de marbre; elle était, et est encore, dans la rue Saint-André-des-Arts, vis-à-vis le pont Saint Michel (1).

Dans le principe, les honnêtes gens eurent de la peine à se résoudre d'entrer dans ces sortes de cabarets, de tabagies malpropres et bruyantes; mais, depuis que les maîtres de ces lieux s'avisèrent d'orner leurs boutiques avec des peintures, de grandes glaces, d'y mettre des tables de marbre, des lustres pour les éclairer le soir, d'ajouter au café bien préparé du thé et du chocolat, des liqueurs de toute espèce, des biscuits, les citadins s'y rendirent en foule, et en firent un de leurs délassements les plus agréables.

Le grand usage du café, établi dans la capitale du royaume, a été suivi immédiatement dans toutes les provinces, dont les villes et les principaux villages ont actuellement des cafés publics.

Tous les ans, les Anglais et les Hollandais, qui s'y étaient également accoutumés, en achetaient des quantités considérables à Moka, et en chargeaient leurs vaisseaux qui venaient des Indes.

Il était presque impossible qu'un goût devenu si général ne donnât point envie aux Européens de posséder l'arbre qui produisait une graine aussi pré-

---

(1) C'est le *café Cuisinier*.

cieuse. Il fallait l'aller chercher dans son pays natal, c'est-à-dire en Arabie ; car c'était de cette contrée que venait alors tout le café qui se débitait dans le commerce ; cette entreprise était réservée à une nation connue par son industrie. Les Hollandais, prévoyant que le café deviendrait une des branches les plus lucratives du commerce, essayèrent de le cultiver dans leurs colonies ; mais les graines qu'ils semèrent ne germèrent point. Trompés dans leur attente, mais non découragés, ils retournèrent à Moka, d'où ils transplantèrent à Batavia de jeunes caféiers, qui réussirent parfaitement. De là, ils en rapportèrent à Amsterdam.

En 1714, le bourguemestre régent fit présent à Louis XIV d'un caféier, élevé par curiosité dans les serres d'Amsterdam. Cet arbrisseau fut placé au Jardin-des-Plantes, se couvrit de fleurs, et se multiplia merveilleusement.

En 1720, le gouvernement en envoya trois pieds à la Martinique, dont deux périrent en route, tandis que le troisième ne fut conservé que par les soins du capitaine de Clieux, qui s'imposa les privations les plus fortes, et prit les plus grandes précautions pour sauver le jeune arbuste qui lui avait été confié. Pendant la traversée, qui fut longue et pénible, l'eau douce étant devenue rare et ayant été mesurée à chaque passager, ce zélé citoyen partagea, pendant plus d'un mois, sa faible portion avec le caféier sur lequel il fondait les plus belles espérances. Arrivé à la Martinique, il le planta dans son jardin, et le fit garder à vue jusqu'à ce qu'il eût fructifié. Le succès combla son attente ; il recueillit environ un kilogramme de graines, qu'il distribua aux habitants de l'île, qu'il croyait les plus capables de faire prospérer cette plante. Quelques années après, des plants de café furent transportés de la Martinique à Saint-Domingue, à la Guadeloupe et dans plusieurs autres Antilles, où depuis il a été cultivé avec le plus grand succès. La culture du caféier s'introduisit à peu près vers la même époque à Cayenne et à l'Ile-Bourbon.

Quand la coutume de prendre du café commença à se répandre, ce goût s'étendit aussi dans la classe inférieure du peuple ; mais, comme elle ne put toujours suffire à la dépense que l'usage habituel de cette liqueur entraîne après lui, surtout pendant la guerre continentale, qui avait porté le fruit du caféier à un prix excessif, elle eut recours à différentes expériences sur quelques graines et légumes indigènes, pour trouver un moyen qui remplaçât ces fèves étrangères.

On employa d'abord des haricots blancs torréfiés et pulvérisés. La liqueur que l'on en obtenait approchait un peu du café, tant pour le goût que pour la couleur; mais on ne tarda pas à s'apercevoir que cette boisson nuisait aux fonctions de l'estomac, et que, loin de calmer les maux de tête, elle produisait quelquefois une céphalalgie assez violente.

Enfin la croûte de pain grillé, le pois chiche d'Espagne, ont été tour à tour employés pour remplacer le café; mais l'orge et la racine de chicorée, desséchés et torréfiés, sont, parmi tous ces succédanés, ceux qui ont obtenu le plus de vogue. La modicité du prix de cette dernière substance, et la difficulté de reconnaître la fraude, quand elle n'entre qu'en petite proportion, ont souvent porté les marchands et les cafetiers à s'en servir pour sophistiquer leur café. Dans le Nord, où l'on fait aujourd'hui un si grand usage de cette boisson, on a l'habitude d'y ajouter un peu de chicorée; et, comme le café est souvent déjà sophistiqué par les épiciers, il en résulte que l'on n'a plus qu'une infusion de racines de chicorée (1).

---

(1) En Flandre, où cette boisson est très-répandue, le peuple n'y met point de sucre; il se contente de prendre dans la bouche un petit morceau de sucre candi, qui sert pour plusieurs tasses de café. De là est venue cette anecdote : « les Flamands pendent au plafond un morceau « de sucre candi, lequel passe de bouche en bouche, et sert alterna- « tivement à toute la compagnie, pour prendre le café. »

Pour ne pas être trompé, il faut acheter le café en grains, car on falsifie facilement la poudre avec du pain brûlé, des haricots, des fèves, des racines de chicorée torréfiées et pulvérisées, etc., et cela si sûrement, que les plus habiles ont de la peine à s'en apercevoir. Un gain considérable et facile est un piége bien séduisant dans un siècle comme le nôtre. Les probités ordinaires se laissent prendre à cette amorce, et ne peuvent résister à la tentation.

II.

RÉCOLTE DU CAFÉ.

En Amérique, lorsqu'on a jugé un champ favorable à la culture du café, on y fait des trous de trente à quarante centimètres ; on y fixe les plançons à deux ou trois mètres de distance les uns des autres. Naturellement ils s'éleveraient à six ou sept mètres, mais on les arrête à deux, pour pouvoir en cueillir commodément le fruit. Ainsi étêtés, ils étendent si bien leurs branches, qu'ils ne tardent pas à se confondre. Tantôt cet arbre récompense les travaux du cultivateur dès la troisième année, tantôt à la quatrième, ou seulement à la cinquième. Il peut produire chaque année de une à quatre livres de café. Sa durée est de vingt à trente ans.

M. de Jussieu assure que si les semences de ce végétal ne sont point mises en terre aussitôt qu'elles sont cueillies, on ne doit pas espérer de les voir germer. « Ce fait, dit-il, justifie les habitants du pays où « se cultive le café de la malice qu'on leur a imputée « de tremper dans l'eau bouillante ou de faire sécher « au feu tout celui qui se débite aux étrangers, dans « la crainte que, venant à élever comme eux cette « plante, ils ne perdissent un revenu considérable. » (*Mémoires de l'Académie des sciences*, 1713)

Les Arabes font plusieurs récoltes de café dans l'année. Ils ne regardent comme mûres que les graines qui tombent du rameau après une légère secousse donnée à l'arbre ; jamais ils ne les cueillent à la main, quelque apparence qu'elles donnent d'ailleurs de leur maturité. Le café, transporté dans des sacs, est versé et étendu sur des nattes à sécher, afin que les gousses qui contiennent la fève puissent ensuite s'ouvrir, en passant par dessus un cylindre de pierre ou de bois pesant.

Lorsque, par ce travail, le café est sorti de ses écorces et séparé en deux petites fèves, ou plutôt en deux moitiés qui n'en faisaient qu'une auparavant, il est exposé au soleil. Ensuite, pour le nettoyer, on le vanne, on le monde ; puis on le fait sécher de nouveau, parce qu'il est encore assez vert, et que le café trop frais et qui n'est pas bien sec court risque de se gâter sur la mer.

Dans nos colonies on se sert, pour dépouiller les graines de leurs enveloppes, de moulins, que l'art, guidé par l'intérêt, simplifie tous les jours.

On appelle dans le commerce café *avarié* ou *mariné* celui qui a été mouillé par l'eau de mer pendant le transport ; on n'en fait point de cas, à cause de l'àcreté saline, que la torréfaction ne parvient jamais à lui ôter.

Le café Moka est sans contredit le plus estimé de tous. Plus petit que toutes les espèces connues, il est de couleur jaunâtre, et répand une odeur agréable.

Le café Bourbon est blanchâtre, allongé, inodore, et bien inférieur à celui d'Arabie.

Le café de la Martinique ou des Iles est encore de moindre qualité ; il est plus petit, arrondi, verdâtre, et a le goût et l'odeur un peu herbacés.

III.

PRÉPARATION DU CAFÉ.

Lorsque le café arrive de l'Arabie ou des colonies, il a encore besoin de subir certaines préparations avant d'être transformé en cette liqueur agréable que tout le monde connaît aujourd'hui. Ces diverses préparations sont : sa torréfaction, sa réduction en poudre plus ou moins fine, et son infusion.

Torréfaction.

Le café non torréfié est dur, d'une saveur et d'une odeur herbacées. C'est à la torréfaction qu'il doit cet arôme suave qui rend alors son infusion si délicieuse. Cette opération, en désorganisant le café, lui fait éprouver des changements considérables. Elle y développe une autre couleur, une autre odeur, un autre goût. C'est la première et non la moins importante des opérations que l'on fait subir au café pour en préparer le liquide qui porte le même nom. Les vases de fer sont les plus convenables pour cet objet; ils doivent être préférés à ceux de terre vernissée dont l'usage peut devenir funeste, parce que le vernis, s'éclatant par la chaleur, tombe et se mêle quelquefois au café. On se sert communément d'un cylindre ou tambour de tôle, que l'on fait tourner sur un fourneau de même matière. Cette manière de le rôtir est préférable, en ce qu'elle est moins fatigante que la torréfaction à la poêle, que le grain est plus également brûlé et que l'arôme ne peut s'échapper. Dès qu'il a pris une couleur fauve, il est temps de le retirer. Si la torréfaction était poussée trop loin, le café se carboniserait, perdrait son arôme, et deviendrait d'une amertume insupportable. Elle doit être poussée à des degrés différents, suivant l'espèce de café que l'on emploie; ainsi le café Moka et le café Bourbon doivent être peu torréfiés, il faut leur donner une couleur de cannelle; tandis que le café de la Martinique, qui contient plus de parties gommeuses, moins de parties aromatiques et huileuses, devra éprouver un degré de torréfaction plus considérable.

Sa couleur devra être portée jusqu'au brun marron.

Il faut, pendant l'opération, entretenir un feu égal et doux. Quand le café a acquis la couleur prescrite, on le retire rapidement du feu ; on tourne le tambour à l'air pendant quelques minutes ; puis on verse le café sur un corps froid, afin de concentrer en lui-même ses principes.

Entièrement refroidi, on le fait moudre ; et, si l'on ne veut point le faire infuser immédiatement, il faut le conserver dans des vases exactement fermés. Il est utile de mettre le moins de temps possible entre sa torréfaction et son infusion.

Pulvérisation.

La pulvérisation du café torréfié est encore une préparation qui doit influer sur ses propriétés. Un moulin dit à café est l'instrument que l'on emploie ordinairement pour cet effet. Les grains ne doivent jamais être moulus ou pulvérisés avant leur entier refroidissement, leur substance ayant été rendue pâteuse par l'action du feu. Je crois que l'on ferait bien de ne les réduire en poudre qu'au moment où l'on veut les faire infuser ; ils perdraient ainsi moins de leurs principes volatils.

Infusion.

L'infusion doit être faite avec de l'eau bouillante, et dans un vase parfaitement clos, afin de ne rien laisser échapper des parties volatiles de la liqueur. Lorsqu'elle a été bien préparée, elle est d'une couleur brune dorée, d'une odeur aromatique particulière et très-suave, d'une saveur austère, mais très-agréable; en outre, les amateurs de café veulent encore y rencontrer une certaine densité qu'ils appellent corps. Quelques Orientaux mettent tant de prix à cette densité, qu'ils réduisent leur café en poudre très-fine et avalent l'infusion avant qu'elle soit parfaitement clarifiée; c'est là ce qu'ils désignent sous le nom de café à la sultane.

Pour préparer l'infusion, on se sert d'un vase qui porte le nom de *cafetière;* la matière et la conformation de cet instrument varient : tantôt elles sont en terre vernissée, tantôt en fer-blanc, battu, poli, étamé. Il me semble que l'on devrait préférer celles qui sont en argent ou en porcelaine, parce qu'elles sont moins susceptibles de prendre un mauvais goût. On ne doit point négliger la forme qu'elles doivent avoir : larges dans le bas, elle devront être très-étroites dans le haut, afin de mieux retenir les parties volatiles.

La quantité ordinaire de café torréfié est de dix à quinze grammes par tasse; cependant cette proportion peut encore varier selon le goût des amateurs. Il me semble que le meilleur est celui qui contient de dix à douze grammes de poudre (trois tasses à l'once).

Souvent, dans l'usage domestique, on retire une décoction du marc qui a déjà été infusé; et l'on y jette de nouvelle poudre, mais en moins grande quantité que la première fois. Il arrive encore fréquemment que l'on ajoute de la chicorée dans le café, dans le double but de lui donner du corps et de la couleur. La liqueur ainsi préparée, surtout si elle contient une grande proportion de chicorée, ne vaut absolument rien; elle n'a aucune des propriétés du café, et ne lui ressemble que par la couleur et la consistance; elle n'acquiert jamais cet arôme particulier qui fait les délices des preneurs de café, et ne peut stimuler les facultés intellectuelles dont nous avons déjà parlé. Aussi je voudrais voir proscrire cette falsification, que j'assimile à celles que l'on fait en mettant de la farine dans le sucre pulvérisé, du plâtre dans le sel, de l'acide sulfurique dans le vinaigre, de la litharge dans le vin, de la fécule dans le lait, etc. Evidemment, l'appât du gain peut seul pousser l'homme à un semblable trafic. Cependant je conçois que les cafetiers soient quelquefois forcés d'en ajouter une petite quantité ; car il y a beaucoup de personnes qui croient que le meilleur café est celui qui est le plus épais et le plus foncé en couleur, et, comme la chicorée lui donne ces propriétés, c'est un bon moyen de les contenter ; néanmoins ils devraient y mettre la même quantité de café, et ne considérer la chicorée que comme complément, et non comme succédané.

Depuis quelques années, on a inventé un grand nombre de vases pour faire infuser le café. Leur choix me parait à peu près insignifiant ; c'est plutôt une affaire de luxe que de nécessité. Dès qu'ils ferment assez hermétiquement pour ne point laisser échapper l'arôme du café, on peut indistinctement en faire usage.

IV.

DE SON ACTION PHYSIOLOGIQUE.

Si l'on consulte les écrits des médecins, on est étonné de la diversité des opinions qui y règnent. Les uns préconisent, avec une exagération quelquefois ridicule, les propriétés bienfaisantes de cette liqueur; d'autres, au contraire, la condamnent comme nuisible dans presque tous les cas. Nous pourrions à ces derniers citer la réponse de Fontenelle à un médecin qui lui assurait que le café était un poison lent : « Oui, lui répondit-il, bien lent en effet, car il y a plus de 80 ans que j'en prends tous les jours. » C'est là, je crois, ce que l'on appelle une preuve sans réplique.

S'il y a des personnes qui ont à se plaindre de cette boisson, ce n'est pas une raison pour la blâmer ; puisque tout le mal qu'elle a pu leur causer provient de la négligence qu'elles ont eu de ne pas mieux étudier leur tempérament. Si elles avaient eu la précaution de consulter un médecin instruit et éclairé, elles auraient pu en retirer un conseil salutaire.

L'infusion de café, prise chaude, est un stimulant énergique ; elle a tous les avantages des boissons spiritueuses, sans avoir aucun de leurs inconvénients, c'est-à-dire qu'elle ne produit ni l'ivresse ni tous les accidents qui l'accompagnent. Elle détermine dans l'estomac une stimulation qui ne tarde point à s'étendre à toute l'économie. Sous son influence, les facultés morales et intellectuelles deviennent plus vives et plus actives. L'imagination est plus rapide, la pensée plus libre et plus exaltée ; en un mot, tous les travaux de l'esprit et de l'imagination sont plus prompts et plus parfaits. Ajoutons à tout cela l'aptitude plus vive des sens à percevoir leurs stimulants particuliers. Que de savants, que d'artistes et de littérateurs, dit Richard, ont dû à l'usage de cette *boisson intellectuelle* une partie de leur génie et de leurs inspirations! Hannemahn interprète autrement l'action physiologique du café.

« Le sérieux réfléchi de nos ancêtres, la solidité des jugements, la fermeté dans la volonté et dans les résolutions, toutes ces qualités qui distinguaient jadis le caractère national des Allemands, s'évanouissent devant cette boisson médicinale. Et qu'est-ce qui les remplace? Des épanchements de cœur imprudents, des résolutions, des jugements précipités et mal fondés, la légèreté, la loquacité, la vacillation, enfin une mobilité fugitive et une contenance théâtrale. Je sais bien que pour abonder en imagination luxurieuse, pour composer des romans lubriques, des poésies badines et piquantes, l'Allemand doit boire du café. Le danseur de ballet, l'improvisateur, le jongleur, le bateleur, l'escroc et le banquier au jeu de pharaon, ainsi que le virtuose musicien moderne, avec sa vitesse extravagante, et le médecin à la mode, partout présent, qui veut faire quatre-vingt-dix visites de malades en une seule matinée, tout ce monde-là a nécessairement besoin de café. »

———

Prise après les repas, l'infusion de café détermine dans l'estomac un sentiment de bien-être, une stimulation qui ne tarde point à s'étendre à toute l'économie animale. Elle facilite la digestion, la rend plus prompte et plus facile; et, chose singulière, l'usage du café avant le dîner, loin d'exciter l'appétit, détermine l'anorexie. Alors, surtout chez les personnes à système nerveux un peu exalté, il ne manque pas de donner lieu à l'anxiété épigastrique, anxiété connue de tout le monde et que l'on peut comparer à celle dont on est affecté sous le coup d'une émotion morale. Le tremblement des membres est aussi un des effets physiologiques du café. Les mouvements du cœur sont plus développés, plus fréquents, les contractions musculaires plus faciles ; on se sent plus agile, plus dispos. Cependant, la chaleur générale ne se développe point ; la face pâlit plutôt qu'elle ne se colore, ce qui indique, non pas une excitation sanguine, une fièvre artificielle, mais une stimulation nerveuse. La sécrétion urinaire se trouve remarquablement augmentée ; c'est là un fait que j'ai fréquemment observé. L'insomnie est aussi un des effets les plus constants du café. Tous ces phénomènes se remarquent principalement chez les personnes nerveuses et non habituées à son usage.

Je crois que c'est avec raison que MM. Trousseau et Pidoux regardent cette boisson comme un anaphrodisiaque très-puissant. De tous les médicaments, c'est peut-être celui qui agit le plus sur le sens génital, en en faiblissant le stimulus. Il réduit à une impuissance presque absolue et passe, en Orient, pour abattre les désirs vénériens. Oléarius rapporte à cet égard une singulière anecdote : Un roi Perse , du nom de *Mahomet*, s'était tellement accoutumé à ce breuvage qu'il en prit du dégoût pour sa femme. Celle-ci, voyant un jour un cheval que l'on venait d'abattre pour lui pratiquer l'opération de la castration, demanda pourquoi on le traitait de la sorte. Comme on lui expliquait que c'était pour lui ôter la vertu génératrice et le courage qu'ont les chevaux entiers, elle répondit qu'il était inutile de le torturer ainsi, puisque l'eau noire produisait le même effet ; qu'il suffirait d'en faire prendre à ce cheval pour que bientôt il devînt aussi froid que son mari.... Je pourrais citer plusieurs traits à l'appui de celui-ci, pour combattre l'erreur généralement répandue qui attribue au café des vertus génératrices ; néanmoins je me contenterai d'affirmer que cette boisson peut, en effet, exciter les désirs de l'amour, mais qu'elle anéantit le pouvoir de les satisfaire.

Ne pourrions-nous pas ajouter qu'elle rend les femmes stériles, puisque les femmes vaporeuses, sujettes aux spasmes, sont moins fécondes que celles qui sont d'une constitution opposée ? Le café, produisant chez les personnes nerveuses cet état de spasme, les met dans des conditions on ne peut plus défavorables à la fécondation.

Il est un fait remarquable et que je ne manquerai point de signaler, c'est que les phénomènes nerveux provoqués par l'usage du café cessent sous l'influence d'une forte alimentation.

V.

DE SON ACTION THÉRAPEUTIQUE.

———

Dans plusieurs circonstances le café est préférable au vin, comme dans plusieurs autres il doit le céder à celui-ci. Les personnes éminemment nerveuses, chez lesquelles la sensibilité est très-exaltée, les hommes tourmentés par des affections hémorrhoïdales, enfin tous les individus atteints de quelque inflammation aiguë ou chronique, doivent rigoureusement s'abstenir de l'usage de cette boisson. Elle ne manquerait pas alors de déterminer la dyspepsie, la gastralgie et tout le cortége des symptômes qui accompagnent ces affections.

Les gens qui ont un excès d'embonpoint, les tempéraments pituiteux, les personnes sédentaires et phlegmatiques, n'auront qu'à se louer de l'usage du café, tandis que les personnes maigres, nerveuses, très-impressionnables et sujettes aux palpitations devront soigneusement l'éviter.

Depuis longtemps on a l'habitude de prendre du café pour combattre les céphalalgies, surtout celles qui surviennent après le repas ou chez les personnes nerveuses. Les légères migraines y cèdent presque toujours, et celles qui se montrent avec une intensité beaucoup plus forte diminuent également sous son influence. Enfin, le café guérit presque tous les *maux de tête*, ceux au moins qui sont idiopathiques et qui ne sont ni le prélude ni le symptôme d'une fièvre, d'une maladie aiguë, etc.

Si l'on se rappelle la propriété qu'a le café d'éveiller le cerveau et les sens, de chasser le sommeil, d'activer toutes les fonctions cérébrales relatives à la manifestation de la pensée, on ne sera pas éloigné de chercher à combattre, à l'aide de cette boisson, la stupeur, le narcotisme spontané, les affections apoplectiformes, etc.

Je ne suis point de ceux qui disent que, pour guérir un malade, il faille employer des substances composées et bizarres; je crois, au contraire, que les médicaments les plus simples, les plus agréables au goût et à l'odorat, administrés avec intelligence, peuvent fournir des résultats prodigieux. Aussi, j'ai l'habitude, autant que possible, de donner aux malades des substances qui ne leur causent aucun dégoût, aucune répugnance, et je me suis toujours bien trouvé de cette pratique. Que de fois j'ai vu l'action bienfaisante d'un médicament être complètement anéantie par la répulsion qu'en éprouvaient les personnes qui en faisaient usage! Cet inconvénient n'aurait point eu lieu, si l'on avait su choisir une autre substance dont les propriétés auraient été identiques, mais qui aurait été plus facile à prendre. Du reste, cette conduite ne nous a-t-elle pas été dictée par nos pères, qui voulaient que l'on traitât les malades *cito, tuto et jucundè* (promptement, sûrement et agréablement)?

Quoi qu'il en soit, je conseille l'usage du café pour combattre les maladies soporeuses, les hébétudes des sens, les dispositions aux apoplexies chez les personnes d'un certain âge, d'une habitude molle, d'une complexion replète, chez les vieillards somnolents, engourdis, etc., etc. L'état nerveux que développe le café, étant opposé à cette diathèse et à toutes ces conditions, ne manquera point de produire des résultats avantageux.

Nous avons déjà dit plus haut qu'il facilite les digestions, et qu'il peut, dans certains cas, surtout après un repas trop copieux, rendre des services vraiment miraculeux.

De nombreux observateurs, dit M. Trousseau, attestent l'efficacité du café dans le traitement des fièvres intermittentes. Ne pourrions-nous pas ajouter : ainsi que dans le traitement de la forme adynamique des fièvres typhoïdes ?

Je l'ai souvent employé avec succès pour combattre l'asthme nerveux. Laënnec le conseillait aussi, et les vieillards asthmatiques savent bien y chercher du calme à leurs angoisses.

Si l'on se rappelle l'action diurétique que nous avons attribuée au café, on ne sera pas surpris de nous l'entendre conseiller contre la gravelle.

Je ne puis passer sous silence les propriétés anthelmintiques ou vermifuges du café. De tous les médicaments, c'est peut-être celui que j'emploie le plus souvent pour détruire les ascarides qui siégent dans le tube digestif; non que je croie à ses vertus vermicides, mais parce que, mélangé avec d'autres substances anthelmintiques, il en déguise le mauvais goût et les rend plus agréables aux malades. C'est le meilleur moyen à employer chez les enfants.

De même que je fais prendre les vermifuges dans une infusion de café, j'ai l'habitude de donner aux personnes qui ont de la répugnance pour les purgatifs une infusion de café, composée avec des médicaments qui varient suivant les indications. De cette manière, j'obtiens des résultats satisfaisants, puisque j'atteins mon but, en évitant aux malades une partie du dégoût de ces composés pharmaceutiques.

Enfin, je ne ferai qu'indiquer la propriété que plusieurs auteurs ont attribuée à l'infusion de café, et surtout au café au lait, de déterminer les leucorrhées.

Tout le monde connaît sa propriété de dissiper les fumées du vin, de retarder ou de tempérer l'ivresse (1). De là il n'y avait qu'un pas pour utiliser le café dans le narcotisme des intoxications par l'opium et toutes les substances stupéfiantes. L'expérience a prouvé que l'analogie n'était point trompeuse, et que, si le café ne neutralisait point chimiquement les

---

(1) Quoique le vin agisse en excitant les propriétés vitales, cependant lorsqu'il est pris en trop grande quantité, il ne manque pas de les plonger dans une faiblesse et un affaiblissement qui déterminent l'ivresse somnolente qui a beaucoup d'analogie avec le narcotisme. C'est cette affection, qui se termine quelquefois par l'apoplexie, que l'infusion de café torréfié combat avec tant d'avantage.

agents que nous venons de citer, au moins prévenait-il leur puissance stupéfiante, et pouvait-il quelquefois seul faire cesser tous les accidents d'un empoisonnement. En effet, d'après M. Orfila, le café, quoique ne décomposant pas l'opium dans l'estomac, en diminue les accidents, et les fait même cesser s'ils ne sont pas trop prononcés.

J'ai expérimenté cette propriété sur moi-même. J'ai pris vingt-cinq gouttes de laudanum de Sydenham, et, immédiatement après, quatre tasses d'une forte infusion de café. M'étant ensuite couché, je ne sentis aucune disposition à dormir. Quelques jours après, j'ai pris la même dose de laudanum, sans faire usage de l'antidote, le narcotisme eut lieu, et il me fut impossible de résister au sommeil, qui dura plus de dix heures.

Si les Orientaux peuvent consommer de si grandes doses d'opium, ne doit-on pas l'attribuer en partie à l'usage fréquent qu'ils font du café ?

***

Ce n'est point seulement contre les empoisonnements par l'opium que l'on peut retirer de bons avantages de l'emploi du café, mais dans tous les cas où il faut combattre la stupeur, le coma, le carus et les affections apoplectiformes, que l'on observe à la suite de l'administration des médicaments dits stupéfiants : *opium, belladone, datura stramonium, tabac, jusquiame, morelle, laitue vireuse, ciguë, acide cyanhydrique, amandes amères, laurier-cerise*, etc.

Pendant mon séjour dans les hôpitaux, j'ai rencontré plusieurs empoisonnements par l'opium. Je commençais par faire vomir le malade, afin d'expulser le poison qui était encore libre dans l'estomac ; puis, pour combattre les accidents cérébraux, je me contentais de donner l'infusion de café en boisson et en lavements ; des sinapismes, appliqués sur les membres intérieurs, complétaient le traitement. Je n'ai jamais eu à me plaindre de cette médication.

L'année dernière, à l'hôpital de la Pitié, j'eus encore l'occasion de voir les heureux effets du café pour combattre l'intoxication par les substances stupéfiantes. Pendant la nuit, la sœur de ronde, remarquant un malade qui lui paraissait en danger imminent, envoya chercher le médecin de garde. Je me rendis immédiatement auprès de cet infortuné, que je trouvai sans connaissance, la face rouge et turgescente, la respiration anxieuse, la vision et l'ouïe anéanties ; le délire et les spasmes, qui alternaient avec l'assoupissement, me firent présumer que j'avais à combattre un empoisonnement par quelque substance stupéfiante. Un petit pot de belladone et une cuillère, que je trouvai près de son lit, me confirmèrent dans cette opinion. Aussitôt je fis vomir le malade; des sinapismes furent appliqués sur les membres inférieurs pendant que l'on préparait trois ou quatre litres d'une forte infusion de café, que je fis donner en boisson et en lavements. Dans la nuit, je retournai plusieurs fois auprès de ce malade; j'insistai toujours pour qu'on lui fît prendre une forte dose de café. Le lendemain, il avait recouvré sa lucidité, et pouvait raconter les faits tels qu'ils s'étaient passés. La veille, il avait remarqué un petit pot, qu'il croyait plein de confitures; il avait attendu la nuit avec impatience , afin de pouvoir y goûter furtivement. Lorsque le jour eut entièrement disparu, il se leva bien doucement, se glissa le long de son lit, et parvint à plonger sa cuillère dans le maudit pot de *confitures*. Il se recoucha, et avala d'un seul trait tout ce qu'il avait pu saisir. L'odeur nauséabonde qu'il perçut alors lui fit soupçonner sa méprise, mais il était trop tard. Bientôt il perdit connaissance, et oublia entièrement ce qui se passait près de lui. (Le pot, objet de sa convoitise, contenait de l'extrait de belladone, dont on enduisait les yeux du voisin, atteint d'une ophthalmie complexe).

Quelques mois après, j'ai encore vu, à l'hôpital de

la Pitié, un empoisonnement par la strychnine ; j'ai également employé le café. Le succès ne s'est point fait attendre.

A l'hôpital de la Charité, je l'ai également employé avec le même bonheur pour combattre des intoxications par les opiacés.

Au mois de décembre dernier, une dame à laquelle je donnais des soins (madame la comtesse de Marchangy) prit, sans mon assentiment, une forte dose d'opium, qu'elle s'était procurée chez son pharmacien, dans le but de soulager ses souffrances. Malheureusement, elle dépassa les limites auxquelles on doit s'arrêter, et succomba en proie aux symptômes d'un empoisonnement. Si l'on avait été prévenu à temps, il est probable que l'emploi du café aurait empêché une fin aussi malheureuse (1).

---

(1) N'est-il pas déplorable qu'au milieu du xixᵉ siècle, on voie des pharmaciens délivrer, sans ordonnance de médecin, des substances qui sont d'autant plus dangereuses que, prises en certaines quantités elles procurent quelque soulagement, tandis qu'à doses un peu plus fortes elles empoisonnent !

Tous les jours nous avons à signaler des accidents de ce genre.

FIN.